DE

LA DIPHTÉRIE A NANCY [1]

Par le Dr P. PARISOT

PROFESSEUR AGRÉGÉ A LA FACULTÉ DE MÉDECINE DE NANCY

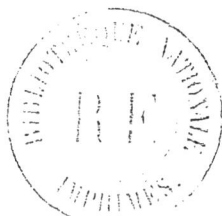

Je désire, Messieurs, vous présenter quelques considérations sur la diphtérie à Nancy, et, sans avoir la prétention d'édifier avec les matériaux dont je dispose une étude complète de cette maladie, j'espère cependant pouvoir tirer quelques conclusions relatives à son étiologie et à sa prophylaxie dans notre ville.

Une première question se pose : la diphtérie se montre-t-elle fréquente à Nancy et ses victimes sont-elles de nos jours plus nombreuses que dans le passé? Si nous consultons l'*Annuaire statistique et démographique* publié sous la direction de MM. les docteurs Pitoy pour l'année 1877 et Sognies pour les années suivantes, nous y relevons quelques chiffres [2].

En 1877, 1878, 1879, 1880, les décès par diphtérie étaient au nombre de 6, 6, 4, 7. Ces chiffres sont peu élevés et, comparés à ceux que fournissent d'autres villes de France, ils placent notre cité dans une situation presque privilégiée; mais à partir de 1881, les choses changent de face et l'on compte, en 1881, 21 décès; en 1882, 56, chiffre exceptionnel qu'explique l'épidémie qui a sévi dans certains quartiers comme nous le verrons plus loin. L'année suivante, c'est-à-dire en 1883, le nombre des décès retombe à 17. A partir de cette époque, nous comptons : en 1884, 18 décès; en 1885, 7; en 1886, 13; en 1887, 10; en 1888, 25; en 1889, 26; et pendant le 1er trimestre de 1890, 6.

1. Communication faite à la Société de médecine dans sa séance du 28 mai 1890.
2. Je suis heureux de remercier ici M. Bousrez, secrétaire du bureau d'hygiène, du concours qu'il m'a prêté pour recueillir les éléments statistiques de mon travail.

Si nous faisons une exception pour l'année 1885, où la mortalité a été faible, nous pouvons dire que les ravages de la diphtérie
tendent à augmenter sensiblement à Nancy depuis 1881. Le tableau que je place sous vos yeux en est la meilleure preuve. Pendant cette période de 10 ans, la population (garnison comprise)
a augmenté de 10,000 âmes environ, mais il est bon de dire que
l'accroissement est dû, en partie, au renforcement de notre garnison.

Mortalité par diphtérie à Nancy, de 1877 à 1889.

	Janvier.	Février.	Mars.	Avril.	Mai.	Juin.	Juillet.	Août.	Septembre.	Octobre.	Novembre.	Décembre.	Total.
1877	2	1	»	1	»	1	»	1	»	»	»	»	6
1878	1	»	»	1	1	»	»	1	1	»	»	1	6
1879	»	»	»	»	»	1	»	»	1	1	1	»	4
1880	»	1	1	»	»	1	»	»	»	1	»	3	7
1881	»	1	»	»	2	4	2	»	3	»	6	3	21
1882	12	8	9	12	3	3	2	3	1	1	»	2	56
1883	1	2	»	1	1	»	»	1	1	1	4	5	17
1884	1	3	2	3	1	1	2	»	1	1	2	1	18
1885	»	»	1	2	1	»	»	»	1	»	1	1	7
1886	1	3	3	»	1	1	1	»	»	1	1	1	13
1887	2	2	2	1	2	»	»	»	»	»	»	1	10
1888	1	3	»	4	2	1	1	1	»	1	3	8	25
1889	6	6	3	2	1	1	»	1	2	2	»	4	26
	27	30	21	27	15	14	9	8	10	10	17	30	

Nous avons eu soin d'éliminer de cette statistique les décès
qui ont trait à des sujets de passage ou venus des villages voisins
pour être opérés à l'hôpital.

Avant l'année 1877, malgré nos recherches, nous n'avons pu
trouver de documents qui nous permissent d'établir d'une
façon absolument exacte la fréquence de la diphtérie. En faisant
appel aux souvenirs de mon père, je puis cependant dire que cette
maladie était exceptionnelle à Nancy, sauf en 1864-1865, où il y
eut une épidémie. A cette époque, M. V. Parisot, comme médecin
des épidémies, eut occasion de voir 76 cas de diphtérie. En fouillant les archives de la Société de médecine, j'ai trouvé, d'après
quelques statistiques publiées par M. Winter, qu'une épidémie
en 1857 fit 21 victimes. On nota en 1854, 1855 et 1856, 6, 7 et
12 décès par diphtérie, chiffres qui paraîtraient relativement con-
sidérables pour une population de 47,000 à 48,000 habitants, si

l'on ne songeait pas à l'imperfection des moyens thérapeutiques employés à cette époque. J'ajouterai, d'après MM. Pouchet et Thoinot, que « la diphtérie a couvert d'épidémies meurtrières pendant 10 ans, de 1852 à 1861, une grande partie du territoire français ».

De tout ce qui précède, nous sommes donc autorisés à conclure que la diphtérie est endémique à Nancy et qu'elle fait, comme dans nombre d'autres villes de France depuis quelques années, des victimes plus nombreuses.

A Nantes, à Rouen, la diphtérie est en progression, pour la période de 1880 à 1886 [1]. Actuellement à Lyon règne une épidémie de diphtérie depuis le mois de novembre 1889, ainsi qu'en témoigne une communication de M. Vincent à la Société de médecine de cette ville, en date du 12 mai 1890. Personne n'a oublié l'épidémie qui a éclaté dans les derniers mois de 1888 à Oullins, aux portes de Lyon, épidémie sur laquelle M. Bard [2] a fait un travail si remarquable.

Paris, comme toujours, est au premier rang, et deux leçons faites ces jours derniers par M. Sevestre [3], médecin de l'hospice des Enfants assistés, nous montrent l'effroyable progression qu'a suivie depuis 60 ans, à Paris, la mortalité par diphtérie.

Si nous étudions maintenant à Nancy la répartition mensuelle des décès pour ces 13 années, nous remarquerons que le minimum de mortalité se présente pendant les mois de juillet, août, septembre et octobre, et en cela ces résultats sont conformes à ceux qui ont été fournis pour d'autres villes. Les temps froids et humides prédisposent donc d'une façon particulière à la maladie qui nous occupe ; c'est en décembre, janvier, février, mars, avril que la mortalité est la plus grande.

Édifiés sur la fréquence et la répartition mensuelle des décès par diphtérie, il me semble intéressant de vous indiquer les rues et les quartiers où, pendant ces 13 années, se sont produits les cas de mort par croup ou angine diphtéritique. Sur un plan de Nancy, où chaque point rouge correspond à un décès, vous pouvez voir

1. O. DU MESNIL, *Du Développement des épidémies de diphtérie en France, mesures prophylactiques adoptées dans le département du Rhône.* (*Annales d'hyg. pub.*, fév. 1890.)

2. L. BARD, *Des Conditions de propagation de la diphtérie, relation de l'épidémie d'Oullins.* (*Lyon méd.*, nº 6, 10 février 1889 et suiv.)

3. SEVESTRE, *Des Conditions de propagation de la diphtérie.* (*Progrès médical*, nºˢ 18 et 20. 1890.)

que les quartiers les plus pauvres et les plus populeux paient
à la maladie le plus lourd tribut, j'ai nommé les rues des Artisans,
Notre-Dame, de l'Équitation, la rue Sainte-Anne et les portions
des rues Saint-Nicolas et des Fabriques qui l'avoisinent, enfin la
rue de la Boucherie et le segment de la rue de la Source qui lui
est contigu.

Il en est de même des parties de la ville situées au voisinage de
la Meurthe ou du canal de la Marne au Rhin; tels sont la rue et le
chemin des Prés, la rue Bergnier, le faubourg des Trois-Maisons
et la partie avoisinante de la rue de Metz, le chemin du Ruisseau
de Boudonville et la rue du Ruisseau, la rue du Faubourg-Sainte-
Catherine, le chemin de Malzéville aux Grands-Moulins, la rue
Victor.

Si vous jetez un coup d'œil sur les rues de Strasbourg et du
Montet, ainsi que sur les avenues et ruelles qui y aboutissent,
vous trouverez un certain nombre de décès causés par l'épidémie
de 1882, décès qui se groupent autour des écoles Saint-Pierre et
du Montet. La plupart des victimes de la maladie sont des enfants; leur âge et la position sociale de leurs parents nous indi-
quent qu'un grand nombre devaient fréquenter les écoles mater-
nelles ou primaires.

Mais pénétrons plus avant dans notre étude, sans nous conten-
ter de mettre seulement en relief la fréquence de la maladie dans
les quartiers populeux et humides, et visitons certaines des maisons où se sont présentés les cas de diphtérie. Quelques-unes ont
été l'objet de rapports de la commission des logements insalubres,
et c'est en fouillant les archives de cette commission que j'ai pu
me rendre compte du milieu dans lequel se développait la diphtérie.

Vingt à vingt-cinq maisons ont été visitées à la suite de décès
par croup ou pendant l'année qui a suivi ces décès. Je vous fais
grâce de la lecture de tous ces rapports, cependant je me permet-
trai d'en résumer quelques-uns devant vous, rapports qui pour-
ront vous donner une idée de l'étiologie de la diphtérie à Nancy.
Au n° 77 de la rue du Sergent-Blandan, presque vis-à-vis de la
caserne Landremont occupée par le 37ᵉ régiment d'infanterie,
2 cas de croup se déclarent successivement en 1889. Un enfant de
huit ans meurt le 21 février et, le 5 septembre, c'est-à-dire six
mois et demi après, un enfant d'une autre famille, âgé de cinq ans,
succombe également. Voici l'état dans lequel se trouvait le 28 oc-

tobre 1889 (c'est-à-dire sept semaines après la mort du dernier enfant) la maison où ces deux décès s'étaient présentés: C'est une baraque en planches élevée sur caves; la cour est en terre battue, légèrement en pente, des eaux sales la sillonnent pour s'écouler soit dans le jardin, soit dans la cave. Cette cour contient une écurie dans laquelle on trouve un réduit pour un porc, un poulailler (j'insiste sur ce détail), une baraque à lapins et, enfin, l'emplacement où l'on vient déposer les matières fécales. Ces matières sont ensuite rejetées sur un fumier qui est placé à deux mètres de la maison. La cave est remplie d'eau d'une odeur infecte, semblable à du purin, d'après l'expression même des rapporteurs, MM. Poincaré et Gutton. Ici tout se trouve réuni: la malpropeté est portée jusqu'à ses dernières limites; détritus humains et détritus animaux encombrent la cour et la cave, et si nous avons un regret, c'est de ne pas connaître l'état dans lequel se trouvaient les appartements eux-mêmes occupés par les petits malades. Nous noterons en passant la proximité du poulailler, qu'on a quelquefois accusé d'être une cause d'infection diphtéritique; la diphtérie des poules serait, fait contesté actuellement par plusieurs auteurs, capable de donner naissance à la diphtérie humaine.

J'en trouve un autre exemple au n° 23 *bis* de la rue de l'Hospice, où un enfant de 3 ans succomba le 30 décembre 1889, six semaines après son entrée dans le logement. C'est une vieille maison, à larges fenêtres, précédée d'une courette. « Cette courette, disent MM. Schlagdenhauffen et Lacombe, dans un rapport approuvé le 10 février 1890, est en partie transformée en poulailler, en partie fermée par le haut, et c'est dans ce réduit infect qu'on laisse croupir du fumier depuis un temps indéterminé. » Les eaux ménagères et pluviales sillonnent une cour aux pavés mal joints et, traversant le poulailler, se déversent dans les cabinets d'aisances. Ces deux faits sont dignes d'être retenus et pourraient militer en faveur de l'origine aviaire de la diphtérie invoquée dans quelques cas particuliers.

Rue du Ruisseau, 77, quatre ménages occupent une maison qui, au dire de MM. Schlagdenhauffen et Lacombe, est proprement tenue. Mais dans la cour se trouve un cabinet d'aisances, d'où s'élèvent des émanations infectes sortant de l'égout, en communication directe avec ce cabinet (nous avons noté dans plusieurs rapports cette absence de siphon). Des eaux ménagères venant de deux points différents de la cour s'écoulent à ciel ouvert, sur une étendue de 15 mètres. Dans cette maison, un enfant a succombé à la diphtérie en février 1889. Ici nous n'avons pas à noter la présence ni de poules, ni de fumier animal; la stagnation des eaux ménagères, les émanations de l'égout, semblent seules en cause. Sans quitter cette même rue, rendons-nous aux n°s 119 *bis* et 119 *ter*, où s'est produit également un décès par croup en décembre 1889. Ces maisons ne communiquent pas avec l'égout, les matières fécales sont déposées dans des lieux d'aisances, situés au fond d'un jardinet ; quant aux eaux ménagères, elles stagnent dans deux réservoirs ayant fait l'office de puits perdus, réservoirs qui se trouvent à 1^m,50 des fenêtres du rez-de-chaussée. Il existe également un troisième réservoir destiné à recueillir les eaux de blanchissage. Par la pluie, fosse d'aisances et réservoirs débordent et viennent recouvrir le jardin et la courette, pour la transformer en un cloaque d'où s'élèvent les odeurs les plus nauséabondes. Plus d'une douzaine de personnes occupent ces deux maisons. Ainsi donc, pas de fumier animal, pas d'émanation venant de l'égout, mais stagnation d'eaux chargées de détritus de toutes sortes, seule cause de l'insalubrité de ces maisons.

Au chemin de Saurupt, n° 5, nous trouverions une disposition analogue, nous y verrions des eaux ménagères se rendant sans rigole apparente dans une fosse d'aisances, creusée dans le jardin. On a signalé un décès par diphtérie, en janvier 1890, dans cette dernière maison.

D'autres fois les causes d'insalubrité semblent moins notoires, telle, par exemple, cette maison du n° 12, rue de Toul, visitée en 1883, et où avait eu lieu un décès, en mars 1882. Une infiltration provenant de canaux de la maison voisine s'était produite dans le mur, entretenait une humidité dans l'appartement, et dans une des chambres on trouvait une riche végétation cryptogamique accompagnée d'odeurs nauséabondes.

Au n° 14 de la Grande-Rue (Ville-Vieille) succombait, en janvier 1882, un croup. Cette maison contenait de nombreux locataires et était le siège d'une imprimerie qui occupait beaucoup d'ouvriers. L'agglomération était évidente, la cour malpropre, les murs noirs, chargés de poussière et de mousse, et les corridors étaient recouverts d'un mortier de chaux d'un aspect sordide. L'humidité avec ces mousses, ces champignons, semble donc, d'après ces deux exemples entre autres, jouer un certain rôle pathogène à côté de l'agglomération si fréquente dans les maisons ouvrières.

A propos de l'encombrement, nous nous contenterons d'indiquer le nº 13 de la rue de la Prairie, cité en planches où vivaient 124 personnes, rejetant devant leurs fenêtres eaux ménagères et immondices. De décembre 1880 à juillet 1882, il y eut 4 décès par diphtérie; cette cité est détruite actuellement, aussi n'insisterons-nous pas davantage.

Certains commerces, tels que ceux de charcutier, de tripier, deviennent, en ce qui concerne la diphtérie, une cause d'insalubrité ; tel le nº 7 de la rue de la Faïencerie, où il y eut un décès en avril 1882, ou le nº 10 de la rue de la Boucherie où habitait clandestinement un tripier, dont les détritus donnaient des émanations délétères jointes à celles des cabinets d'aisances.

Ces exemples, je pourrais les multiplier, mais je ne veux pas mettre plus longuement votre patience à l'épreuve, et les faits que je viens d'énumérer me permettent de dire que si nous avons trouvé souvent comme milieu favorable à l'éclosion de la diphtérie l'humidité et le fumier animal, toujours nous avons rencontré le fumier humain, pour me servir d'une expression que mon père avait employée pour caractériser la cause de l'épidémie de 1864-1865.

Si réellement ces maisons, par l'insalubrité qu'elles présentent constituent un bon milieu de culture pour le bacille de la diphtérie, tant que ces conditions défectueuses ne seront pas modifiées, les habitants seront tout spécialement exposés aux atteintes de la maladie, en d'autres termes dans une même maison nous devrons voir se succéder à des époques variables des cas de diphtérie. Je relève à ce propos les fait suivants : rue de la Boucherie, nº 8, décès en avril 1884 et nouveau décès en avril 1888.

Rue Saint-Nicolas, 76, le 30 juillet 1882, un enfant de 2 ans et demi meurt du croup, et le 18 septembre 1884, un enfant de 11 mois succombe également à cette maladie.

Rue de Strasbourg, 224, au rez-de-chaussée, un enfant de 4 ans succombe à la diphtérie le 10 avril 1882, et un an après, au même étage, le 23 avril 1883 un enfant de 7 ans qui n'appartenait pas à la famille de la première victime, est atteint de diphtérie.

Ainsi donc dans certaines maisons, on voit la diphtérie frapper ses coups à des époques assez éloignées, pour qu'il ne soit pas possible d'admettre la contagion d'individu malade à individu sain. Nous relevons, en effet, des intervalles de 4 ans, 26 mois, un an ;

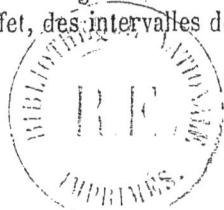

mais là où l'exemple est encore plus saisissant, c'est pour le n° 158 de la rue de Strasbourg. Le premier cas se développe en février 1882, à l'époque où ce quartier était le théâtre d'une épidémie. C'était un enfant de 2 ans qui habitait le premier étage de la maison ; le 22 mai, c'est-à-dire 3 mois après, une fillette de 12 ans était atteinte au deuxième étage. En 1884 se déclarait, le 28 février, un troisième cas, mais cette fois suivi de mort, chez un enfant de 11 mois, et enfin, le 21 juillet 1888, un enfant de 5 ans et 7 mois succombait au croup. Ces 4 enfants appartenaient à des familles différentes. Je ne puis, à mon vif regret, vous donner des renseignements sur l'état de salubrité dans lequel se trouvait cette maison, car elle n'a pas fait l'objet d'un rapport de la commission des logements insalubres. Ces cas de répétition de la diphtérie dans une même maison à intervalles éloignés montrent quelle est la persistance, la vitalité du bacille de Lœffler.

A ce sujet nous trouvons quelques renseignements intéressants dans les Recherches expérimentales sur le bacille diphtérique, entreprises par MM. d'Espine et de Marignac, et publiées dans les numéros de janvier et de février de la *Revue de la Suisse Romande* de cette année. « Jusqu'à présent, disent ces observateurs, nous n'avons pas obtenu une durée de plus de 3 mois à 3 mois et demi pour la conservation du virus diphtérique, mais nous ne serions pas étonnés que dans certaines conditions ce chiffre soit dépassé. » Fait instructif à signaler, ils ont conservé à l'abri de la lumière, à la température du laboratoire, sans précaution spéciale pour empêcher l'action de l'air, des fragments de ficelle qui avaient été imprégnés de bacilles diphtériques et ont pu au bout de 3 mois ensemencer avec succès des bouillons de culture. On conçoit, dès lors, que dans une même famille le bacille diphtérique puisse, lorsqu'on sort d'une armoire les vêtements ou les objets de literie qui ont servi à un malade, exercer de nouveau ses ravages. C'est également l'opinion de MM. d'Espine et de Marignac.

A ce propos, le fait suivant me paraît démonstratif. Le 4 décembre 1888, un enfant de la rue des Prés, n° 3, meurt du croup à l'hôpital civil, et le 21 mars 1889, c'est-à-dire 3 mois après, un enfant de la même famille est atteint de diphtérie laryngée. Il y a donc pour la diphtérie, premièrement une transmission directe de sujet malade à sujet sain, par l'air expiré ou par la projection au dehors de fausses membranes, en second lieu, une contagion médiate à échéance plus ou moins longue par les vêtements et autres objets mobiliers contaminés ; en troisième lieu, une transmission de la maladie, à plus longue échéance encore, par suite de la persistance du bacille de Lœffler, trouvant des éléments de vie et de reproduction dans un milieu insalubre.

Si la contamination se fait souvent par l'air et les débris des fausses membranes, il est possible aussi qu'elle se fasse par l'eau. Aux nᵒˢ 1 de la rue des Michottes et 35 de la rue des Maréchaux, les eaux de puits auraient pu être soupçonnées.

Nous ne voulons pas insister sur la façon dont se propage la diphtérie pour constituer une épidémie ; les écoles, les voitures publiques sont trop souvent incriminées, et à juste titre, comme cause de propagation de la maladie ; nous en avons eu des exemples pour ce qui concerne les écoles du Montet et Saint-Pierre. Quant aux voitures publiques, s'il est difficile d'en faire la démonstration faits en main, j'estime que la chose est probable. Ne vous est-il pas arrivé de monter en tramway, sur le chemin de l'Hôpital et de rencontrer une mère tenant dans ses bras un enfant atteint de diphtérie, qu'elle vient apporter à la clinique ? Ce sont là autant de causes d'épidémie et, outre le danger que présente une épidémie par elle-même, nous pouvons voir qu'après chacune d'elles le taux des décès ne retombe plus dans la suite au chiffre antérieur à cette épidémie. Dans une maison, le premier cas peut se développer en temps d'épidémie, à la suite d'une contamination fortuite, et le germe une fois déposé dans un milieu insalubre, vit et pullule pour manifester sa présence de temps à autre sous forme de croup ou d'angine diphtéritique. Ainsi s'explique cette endémicité qui reste toujours plus accentuée après chaque épidémie qui a laissé après elle dans une ville de nouveaux foyers de culture.

De tout ce qui précède, je suis en droit de tirer les conclusions générales suivantes :

1° La diphtérie endémique à Nancy a une tendance à augmenter de fréquence ;

2° C'est pendant les mois de juillet, août, septembre et octobre que la mortalité tombe à son minimum ;

3° Les quartiers les plus éprouvés par la diphtérie sont les quartiers pauvres, populeux ou bien situés au voisinage de la rivière ou du canal, c'est-à-dire dans les parties basses et humides de la ville. Il existe des maisons offrant des causes notoires d'insalubrité : stagnation des eaux ménagères, mauvaise installation des lieux d'aisances, communication avec l'égout sans interposition de siphon, humidité et végétations cryptogamiques, fumier et poulailler à proximité de l'habitation ;

4° Dans une même maison la diphtérie peut se reproduire à des intervalles éloignés variant entre 3 mois et 4 ans;

5° La transmission de la diphtérie ne se fait pas seulement par les écoles, mais probablement par les voitures publiques.

J'en arrive maintenant à la seconde partie de mon travail, aux mesures prophylactiques.

Ces mesures nécessitent au préalable la déclaration par les médecins ou les administrations hospitalières de tous les cas de diphtérie au bureau d'hygiène.

Cette déclaration reçue, il est indispensable de faire procéder, d'après une instruction détaillée, soit par les parents du diphtéritique, soit par un agent spécial à une désinfection de l'appartement, des objets mobiliers et des vêtements du malade.

Cette désinfection, beaucoup de personnes la solliciteraient et toutes l'accepteraient ; nombre de parents, soucieux de la santé de leur famille, cherchent déjà à la réaliser, mais souvent, faute de conseils éclairés et pratiques, ils emploient des moyens imparfaits, par conséquent illusoires et de trompeuse sécurité. On évitera ainsi la réapparition, au bout de quelques semaines, d'un nouveau cas dans une même famille ou chez de nouveaux locataires, et on ne verra plus la diphtérie se transmettre dans les salles de vente ou chez les fripiers, où viennent s'amonceler objets mobiliers et vêtements non désinfectés. A Nancy, semblable désinfection est d'autant plus facile à réaliser, que l'on possède actuellement l'étuve Herscher, déjà employée dans maintes épidémies en d'autres points de la France.

En même temps que l'on ferait procéder à la désinfection de l'appartement contaminé, une visite rapide de la maison permettrait de voir s'il y a des causes notoires d'insalubrité ; dans le cas d'affirmative, la commission des logements insalubres devrait être prévenue sans retard. Cette commission, avant que son rapport soit adopté en séance générale, ferait exécuter d'urgence les travaux qu'elle jugerait indispensables et qui, différés, compromettraient la santé des habitants de la maison et des voisins.

Actuellement le rapport de la commission, adopté en séance générale, est notifié au propriétaire, et dans le cas de refus de sa part, est soumis à la commission des travaux et ensuite homologué par le conseil municipal.

Ce sont là des formalités souvent préjudiciables à la santé publique, puisqu'elles font remettre quelquefois à plusieurs mois l'exécution des travaux ; pendant ce temps, la maison a parfois de nouveaux locataires qui, à leur tour, sont contaminés comme leurs prédécesseurs ; il serait d'ores et déjà avantageux de ne pas augmenter les lenteurs qui peuvent naître des dispositions légales.

Nous serions donc heureux de voir l'exécution rapide et, nous ajouterons, la surveillance rigoureuse des travaux demandés par les membres de la commission des logements insalubres.

Grâce à la désinfection des appartements contaminés et à l'assainissement rapide des maisons insalubres, obtenus à l'aide de mesures qui n'auraient qu'un but utile, sans jamais offrir de caractère vexatoire, on verrait baisser sensiblement le taux de la mortalité par diphtérie.

Quant aux mesures en vigueur contre toutes les autres maladies contagieuses, nous ne saurions trop insister pour qu'elles soient appliquées dans toute leur rigueur en demandant que les élèves des écoles qui à Nancy paient un si lourd tribut à la diphtérie, ne soient autorisés à rentrer au milieu de leurs camarades, qu'avec un certificat médical et dans les délais réglementaires.

La propagation par les voitures publiques ou les tramways peut être évitée, en temps d'épidémie, par arrêté préfectoral, comme à Lyon, arrêté interdisant aux cochers de charger dans leurs voitures des malades sans un certificat médical, constatant qu'ils n'ont pas de maladie contagieuse. Mais en temps ordinaire on pourrait diminuer le nombre des malades circulant dans les tramways, par exemple, en donnant une plus grande publicité à la facilité dont jouissent à Nancy les contagieux d'être transportés gratuitement à l'hôpital dans une voiture spéciale, désinfectée après chaque voyage.

Quant aux voitures publiques qui amènent des contagieux à l'hôpital, elles devraient, une fois entrées dans la cour, ne ressortir qu'après avoir été désinfectées. La désinfection des voitures se fait quelquefois à Nancy, elle s'effectue alors par les soins du bureau d'hygiène chez le loueur, c'est là, à bien des points de vue, une manière de procéder imparfaite.

Arrivé à la fin de la seconde partie de mon travail, je me résumerai dans les propositions suivantes (voir p. 16) :

Répartition par rue et par maison, par année et par mois, des décès de diphtérie à **Nancy**
(de 1878 à 1890, 1ᵉʳ trimestre inclus).

	1878	1879	1880	1881	1882	1883	1884	1885	1886	1887	1888	1889	1890 (1ᵉʳ trimestre)
Abbé-Grégoire (Rue de l') . .	»	»	»	XII, 1	II, 29	»	»	»	»	»	»	I, 11	»
Artisans (Rue des), actuellement rue Clodion.	V, 40	VI, 20	VI, 22	»	»	V, 68; XII, 48	V, 34	»	»	»	»	»	»
Bailly (Rue	»	»	»	IX, 9	»	»	»	»	»	»	»	»	»
Bergnier (Rue).	»	»	»	»	»	XII, 3	»	»	XII, 12	»	»	»	»
Bonsecours (rue de), cité Lang.	»	»	»	»	»	»	»	X, lettre N	»	»	»	»	»
Boucherie (Rue de la). . . .	»	»	»	»	»	»	IV, 8; X, 10	»	»	»	IV, 8	»	»
Boulay-de-la-Meurthe (Rue) .	»	»	»	»	I, 44; VIII, 33	»	»	»	»	»	»	»	»
Braconnot (Rue).	»	»	»	»	»	XI, 5	»	»	»	»	»	»	»
Carmes (Rue des)	»	»	»	»	IV, 33	»	IV, 3	»	»	III, 17	»	V, 40	»
Carrière (Place)	»	»	II, 27	»	»	»	»	»	»	»	»	»	»
Charles III (Rue).	I, 8	»	»	XI, 65	»	»	»	VII, 7	»	II, 67	»	»	»
Cheval-Blanc (Rue du) . . .	»	»	»	»	»	»	VII, 7	»	»	»	»	»	»
Citadelle (Rue de la)	»	»	»	»	I, 3	»	»	»	»	»	»	»	»
Claude-le-Lorrain (Quai) . .	»	»	»	»	»	»	»	»	»	»	XII, 20	»	»
Claudot (Rue).	»	»	»	XI, 10	»	»	»	»	»	»	»	II, 11	II, 12
Crosne (Rue du).	»	»	»	»	I, 5	»	»	»	»	»	»	»	»
Dauphine (Rue)	»	»	»	V, 10	»	»	»	»	»	»	»	»	»
Dominicains (Rue des). . . .	»	»	»	»	»	»	»	»	»	»	»	II, 13	»
Drouin (Rue)	»	»	»	»	»	»	»	»	X, 2	»	»	»	»
Église (Rue de l')	»	»	»	»	»	»	»	»	»	»	»	»	»
Équitation (Rue de l'). . . .	»	»	»	VII, 53	VIII, 1	XII, 56	II, 34	»	»	»	»	XII, 51	»
Étang (Rue de l').	»	»	»	XII, 61	I, 18; IV, 14	»	II, 89	»	»	»	»	»	»
Fabriques (Rue des).	»	»	»	XI, 9	III, 21	»	»	»	II, 16	»	»	»	»

— 14 —

Faïencerie (Rue de la)	»	»	»	»	»	IV, 7	»	»	»	»	»	»	»
Gambetta (Rue), anciennement rue de la Poissonnerie. . .	»	»	»	»	III, 41-41 ; IV, 3	IX, 34	»	»	»	»	»	»	»
Garenne (Avenue de la) . . .	»	»	»	»	»	»	»	»	»	»	»	»	»
Gendarmerie (Rue de la). . .	»	»	»	»	»	IX, 19	»	»	»	»	»	»	»
Grande-Rue	»	»	XII, 93	XII, 24	I, 14 ; III, 11	»	»	»	»	»	»	»	»
Grands-Moulins (Chemin des) .	»	»	»	»	VIII, Garde-bar.	»	»	»	»	»	»	»	»
Hache (Rue de la)	XII, 93	»	»	VI, 25	»	VI, 73	IV, 20	»	»	»	»	XII, 23bis	»
Hospice (Rue de l')	»	»	»	»	»	»	»	»	»	»	»	»	»
Isabey (Rue)	»	»	»	»	»	»	»	»	»	»	»	»	III, 22
Jacquot (Rue)	»	»	»	»	»	»	»	»	V, Gendarmerie	»	»	»	»
Jardiniers (Rue des)	»	»	»	V, 31	»	»	»	»	»	»	XII, 25	»	»
Jean-Lamour (Rue)	»	»	»	»	»	»	»	»	»	»	»	VI	»
Jeanne-d'Arc (Rue)	»	»	»	XI, 31	»	»	»	I, 1	»	»	X, 4bis	»	»
Jeanne-d'Arc (Impasse) . . .	»	»	»	»	»	»	»	VII, 8	»	»	»	»	»
Jeannot (Rue)	»	»	»	»	»	»	»	»	»	»	VI, 5	»	»
La Salle (Rue de)	»	»	»	VI, 32	»	»	»	»	»	»	XII, 8	»	»
Laxou (Chemin de)	»	X, 8	»	»	»	»	»	»	»	I, 32	»	»	»
Lobau (Boulevard), chemin des Sables.	»	»	»	»	VI	»	XI, 20	»	»	»	»	I, 72	»
Madeleine (Ruelle et cité de la).	»	»	»	»	I	»	»	»	»	»	»	»	»
Malzéville-aux-Grands-Moulins (Chemin de).	»	»	»	»	»	»	»	»	»	XII, 12	»	I, 12	»
Marché (Place du)	»	»	III, 17	»	»	»	III, 30	»	»	»	»	»	»
Maréchaux (Rue des)	»	»	»	»	»	XI, 17	III, 35	»	»	»	»	»	II
Médreville (Chemin de) . . .	»	»	»	»	»	»	»	»	»	»	»	»	»
Metz (Rue de)	»	»	»	»	»	»	»	»	»	»	I, 78bis	»	»
Michottes (Rue des)	»	»	»	»	»	»	»	XII, 1	»	»	»	»	»
Molitor (Rue)	»	»	»	»	»	»	»	»	»	»	»	X, 6	»

	1878	1879	1880	1881	1882	1883	1884	1885	1886	1887	1888	1889	1890 (1er trimestre)
Mon-Désert (Rue de)	»	»	»	»	»	»	VII, 31	»	»	»	»	»	»
Montet (Rue du).	»	»	»	VII, 65	I,400 ; II,406 ; III, 94-66 ; XII, 9bis	X, 20	XII,114	»	»	»	»	»	III, 49
Moulin-de-Boudonville (Rue du)	»	»	»	»	II, 18bis-6 ; IV, 4 ; V, 43bis	»	»	»	»	»	»	I	»
Nabécor (Rue de).	»	»	»	»	II, 49	II, 45	»	»	»	»	»	IX, 1bis	»
Notre-Dame (Rue)	»	»	X, 52	»	II, 49	II, 45	»	»	»	»	IV, Église	II, 92 ; IV, 62	»
Oberlin (Impasse), aujourd'hui rue Poirel	»	»	»	»	»	XII, 14	»	»	»	»	»	»	»
Pépinière (Rue de la)	»	»	»	»	»	»	»	»	II, 25	»	»	»	»
Pont-Mouja (Rue du)	»	»	»	»	»	»	»	»	»	»	»	II, 3	»
Ponts (Rue des)	»	»	»	»	IV, 2	»	»	»	»	»	»	»	»
Prairie (Rue de la)	»	»	XII, 13 ; XII, 13	VI, 13	VII, 13	»	»	»	»	»	»	»	»
Prés (Chemin des)	»	»	»	»	»	»	»	»	»	»	»	III, 13 ; X, 8	»
Prés (Rue des)	»	»	»	XI, 5	»	»	»	»	»	»	XII, 3	»	»
Quatre-Églises (Rue des). . .	»	»	»	»	»	»	»	»	»	»	»	III, 3	»
Ravinelle (Rue de la)	»	»	»	»	»	»	»	»	»	»	XII, 45	»	»
René II (Quai).	»	»	»	»	V, 2	»	»	»	»	»	»	»	»
Richard (Cité).	»	»	»	»	»	»	»	»	»	»	II, 26	»	»
Ruisseau (Chemin du)	»	»	»	»	»	»	»	»	»	»	XII,120	VIII,421 ; XII,419bis	»
Ruisseau (Rue du)	»	»	»	II, 48	VI, 128	»	»	»	»	»	IV, 97	II, 77 ; III, 104	»
Sainte-Anne (Rue)	»	»	»	VI, 28	»	XI, 26 ; XI, 4bis	»	»	»	»	VIII,20 ; XI, 22	IV, 56	»

Sainte-Catherine (Faubourg) .	»	XI, 33	»	»	II, 39	»	»	»	»	»	XII, 39bis	»	»
Sainte-Catherine (Rue) . . .	»	»	»	»	»	»	»	»	»	»	II, Caserne	»	»
Saint-Dizier (Rue)	»	»	»	»	XII, Hosp. St-Stanislas	»	IV, 137	»	V. Hospice St-Stanislas	»	»	»	»
Saint-Epvre (Rue)	»	»	»	»	»	»	»	»	»	»	II, 8	»	»
Saint-Georges (Faubourg) . .	»	»	»	»	II, 56bis; V, Cité de la Verrerie	»	XI, 54	»	»	»	V, 34; XI, 64	»	»
Saint-Georges (Rue)	»	»	»	»	VIII, 69	»	»	»	VI, 72	»	»	I, 73	»
Saint-Jean (Faubourg). . . .	»	»	»	IX, 44	»	»	»	»	»	»	»	»	»
Saint-Jean (Rue)	»	»	»	»	»	»	»	»	»	»	IV, 25	»	»
Saint-Lambert (Rue)	»	»	»	»	»	»	»	»	»	III, 8	»	»	»
Saint-Michel (Rue)	»	»	»	»	»	XII, 29	»	»	III, 9	»	»	»	»
Saint-Nicolas (Rue)	»	»	»	»	III, 69 : VII, 76; X, 13	»	IX, 70	»	»	»	»	II, 9	»
Saurupt (Chemin de)	»	»	»	»	IV, 3-3	»	»	»	»	»	»	»	I, 5
Sergent-Blandan (Rue du) . .	»	»	»	»	»	»	»	»	»	»	IV, Caserne L	I, 59; II, 77; IX, 77	»
Source (Rue de la).	VIII, 16	»	»	»	»	»	I, 53	»	»	I, 51	»	»	»
Strasbourg (Rue de)	IX, 129	»	»	XI, 28	I, 128, 128-236-34; II, 70; IV, 416-424-442	»	II, 158	»	II, 131; II, 131; III, 156; VII, 158	V, 116	»	XII,131	»
Tanneries (Ruisseau des) . .	»	IX	»	»	»	»	»	V, 14	»	»	»	»	»
Tapis-Vert (Rue du)	»	»	»	»	»	»	»	V, 14	»	»	»	»	»
Toul (Rue de).	»	»	»	IX, 15	III, 12; IV, 35bis	I, 155	»	»	»	»	»	»	I, 124
Trois-Maisons (Faubourg des).	»	»	»	»	VI, 28	II, 57	»	IV, 101	»	»	»	»	»
Victor (Rue).	»	»	»	»	IV, 18	»	»	»	III, 8	»	XI, 17	»	»
Villers (Chemin de).	»	»	»	»	»	»	»	III, 9	XI, 3	»	»	»	»
Visitation (Rue de la)	»	»	»	»	»	»	»	»	»	»	XII, 1bis	»	»

Nécessité, dans l'état sanitaire actuel de la ville de Nancy, de prendre des mesures prophylactiques contre la diphtérie.

En conséquence :

1° Déclaration au bureau d'hygiène, par les médecins et les administrations hospitalières, de tous les cas de diphtérie ;

2° Désinfection immédiate du logement, des vêtements et des objets mobiliers du diphtéritique ;

3° Visite dans le plus bref délai, par la commission des logements insalubres, de toutes les maisons contaminées, exécution rapide et surveillance des travaux prescrits ;

4° Application rigoureuse des règlements qui ont trait à la rentrée des convalescents de diphtérie dans les écoles ;

5° Publicité donnée à l'existence d'un service destiné à transporter gratuitement à l'hôpital, par voiture spéciale, tout malade atteint de diphtérie ou mieux d'affection contagieuse ;

6° Désinfection à l'hôpital même, aux frais et sous la responsabilité de l'administration municipale, des voitures qui ont amené des contagieux.

Nous avons dressé (voir p. 12-15) un tableau récapitulatif seulement des décès par diphtérie (croup, angine diphtéritique) qui se sont produits à Nancy depuis le mois de janvier 1878 jusqu'au mois de mars inclus 1890 ; nous n'y mentionnons pas les cas de diphtérie terminés par guérison, car ils n'ont été signalés au bureau d'hygiène que d'une façon très irrégulière.

Ce tableau, dans la première colonne, contient par ordre alphabétique les noms des rues de Nancy où se sont produits les décès.

Dans les colonnes suivantes est inscrit, pour chaque année, le décès par diphtérie. Ce décès est désigné par deux chiffres : le premier (chiffre romain) indique le mois de l'année ; le second (chiffre arabe) indique le numéro de la maison.

Ainsi se trouve mise à jour la topographie des décès par diphtérie à Nancy.

Grâce à ce tableau, il sera facile dans l'avenir, lorsque l'on signalera un cas de diphtérie au bureau d'hygiène, de savoir si la maison a déjà été contaminée, l'une des années précédentes, renseignement qui ne sera pas sans valeur en ce qui concernera les mesures d'assainissement à prendre.

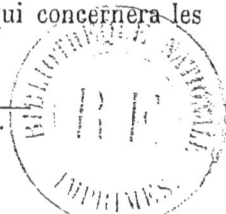

Nancy, imprimerie Berger-Levrault et Cie.